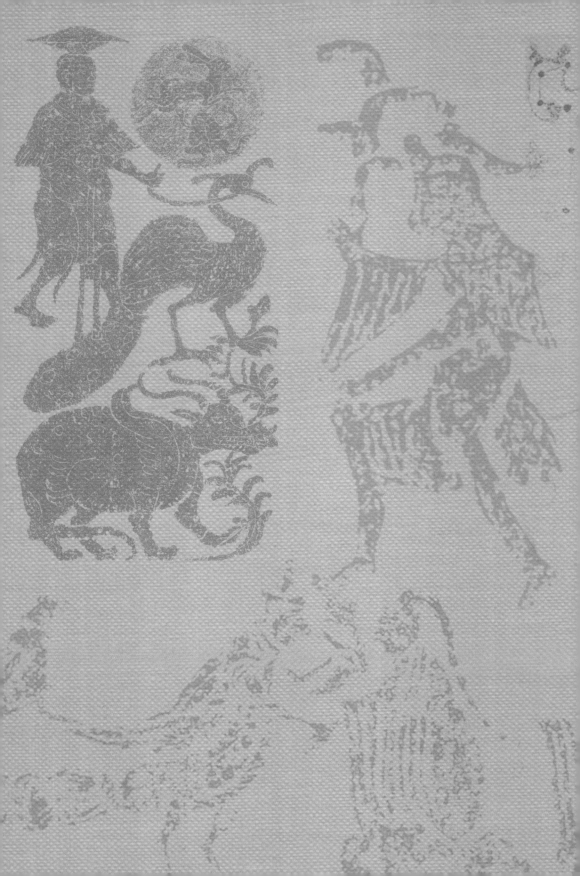

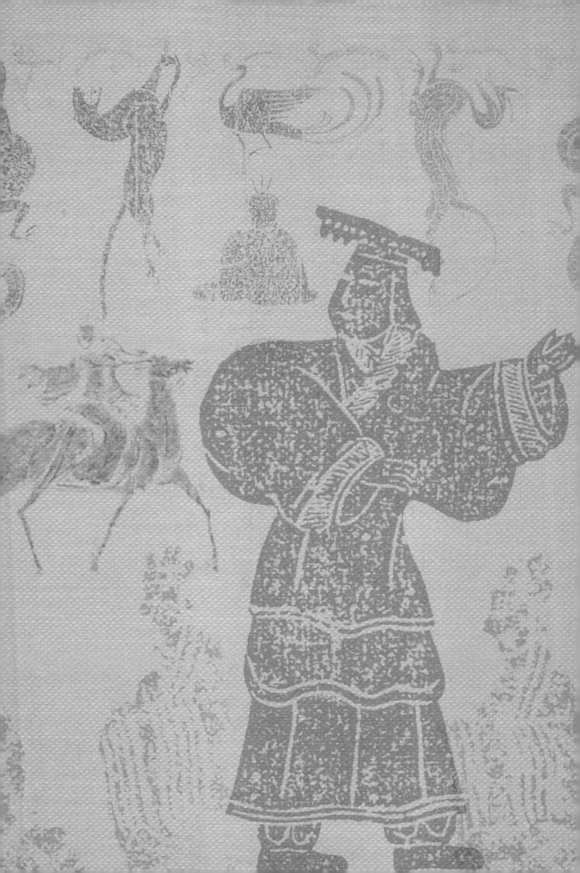

中国古医籍整理丛书

崔真人脉诀

宋·崔嘉彦 撰

胡方林 刘仙菊 校注

中国中医药出版社

·北 京·

图书在版编目（CIP）数据

崔真人脉诀/（宋）崔嘉彦撰；胡方林，刘仙菊校注．—北京：
中国中医药出版社，2016.11（2023.3重印）

（中国古医籍整理丛书）

ISBN 978 - 7 - 5132 - 3488 - 7

Ⅰ.①崔⋯ Ⅱ.①崔⋯ ②胡⋯ ③刘⋯ Ⅲ.①脉诀 - 中国 - 宋
代 Ⅳ.①R241.13

中国版本图书馆 CIP 数据核字（2016）第 150411 号

中国中医药出版社出版

北京经济技术开发区科创十三街 31 号院二区 8 号楼
邮政编码 100176
传真 010 - 64405721
廊坊市祥丰印刷有限公司印刷
各地新华书店经销

开本 710×1000 1/16 印张 3.5 字数 10 千字
2016 年 11 月第 1 版 2023 年 3 月第 3 次印刷
书号 ISBN 978 - 7 - 5132 - 3488 - 7

定价 10.00 元
网址 www.cptcm.com

服 务 热 线 010 - 64405510
购 书 热 线 010 - 89535836
维 权 打 假 010 - 64405753

微信服务号 zgzyycbs
微商城网址 https://kdt.im/LIdUGr
官 方 微 博 http://e.weibo.com/cptcm
天猫旗舰店网址 https://zgzyycbs.tmall.com

如有印装质量问题请与本社出版部联系（010 - 64405510）

国家中医药管理局
中医药古籍保护与利用能力建设项目
组织工作委员会

主 任 委 员 王国强

副 主 任 委 员 王志勇　李大宁

执 行 主 任 委 员 曹洪欣　苏钢强　王国辰　欧阳兵

执行副主任委员 李　昱　武　东　李秀明　张成博

委　　　　员

各省市项目组分管领导和主要专家

　　（山东省）武继彪　欧阳兵　张成博　贾青顺

　　（江苏省）吴勉华　周仲瑛　段金廒　胡　烈

　　（上海市）张怀琼　季　光　严世芸　段逸山

　　（福建省）阮诗玮　陈立典　李灿东　纪立金

　　（浙江省）徐伟伟　范永升　柴可群　盛增秀

　　（陕西省）黄立勋　呼　燕　魏少阳　苏荣彪

　　（河南省）夏祖昌　刘文第　韩新峰　许敬生

　　（辽宁省）杨关林　康廷国　石　岩　李德新

　　（四川省）杨殿兴　梁繁荣　余曙光　张　毅

各项目组负责人

　　王振国（山东省）　王旭东（江苏省）　张如青（上海市）

　　李灿东（福建省）　陈勇毅（浙江省）　焦振廉（陕西省）

　　蔡永敏（河南省）　鞠宝兆（辽宁省）　和中浚（四川省）

项目专家组

顾　问　马继兴　张灿玾　李经纬

组　长　余瀛鳌

成　员　李致忠　钱超尘　段逸山　严世芸　鲁兆麟
　　　　郑金生　林端宜　欧阳兵　高文柱　柳长华
　　　　王振国　王旭东　崔　蒙　严季澜　黄龙祥
　　　　陈勇毅　张志清

项目办公室（组织工作委员会办公室）

主　任　王振国　王思成

副主任　王振宇　刘群峰　陈榕虎　杨振宁　朱毓梅
　　　　刘更生　华中健

成　员　陈丽娜　邱　岳　王　庆　王　鹏　王春燕
　　　　郭瑞华　宋咏梅　周　扬　范　磊　张永泰
　　　　罗海鹰　王　爽　王　捷　贺晓路　熊智波

秘　书　张丰聪

前　言

中医药古籍是传承中华优秀文化的重要载体，也是中医学传承数千年的知识宝库，凝聚着中华民族特有的精神价值、思维方法、生命理论和医疗经验，不仅对于传承中医学术具有重要的历史价值，更是现代中医药科技创新和学术进步的源头和根基。保护和利用好中医药古籍，是弘扬中国优秀传统文化、传承中医学术的必由之路，事关中医药事业发展全局。

1949 年以来，在政府的大力支持和推动下，开展了系统的中医药古籍整理研究。1958 年，国务院科学规划委员会古籍整理出版规划小组在北京成立，负责指导全国的古籍整理出版工作。1982 年，国务院古籍整理出版规划小组召开全国古籍整理出版规划会议，制定了《古籍整理出版规划（1982—1990）》，卫生部先后下达了两批 200 余种中医古籍整理任务，掀起了中医古籍整理研究的新高潮，对中医文化与学术的弘扬、传承和发展，发挥了极其重要的作用，产生了不可估量的深远影响。

2007 年《国务院办公厅关于进一步加强古籍保护工作的意见》明确提出进一步加强古籍整理、出版和研究利用，以及

"保护为主、抢救第一、合理利用、加强管理"的方针。2009年《国务院关于扶持和促进中医药事业发展的若干意见》指出，要"开展中医药古籍普查登记，建立综合信息数据库和珍贵古籍名录，加强整理、出版、研究和利用"。《中医药创新发展规划纲要（2006—2020）》强调继承与创新并重，推动中医药传承与创新发展。

2003～2010年，国家财政多次立项支持中国中医科学院开展针对性中医药古籍抢救保护工作，在中国中医科学院图书馆设立全国唯一的行业古籍保护中心，影印抢救濒危珍本、孤本中医古籍1640余种；整理发布《中国中医古籍总目》；遴选351种孤本收入《中医古籍孤本大全》影印出版；开展了海外中医古籍目录调研和孤本回归工作，收集了11个国家和2个地区137个图书馆的240余种书目，基本摸清流失海外的中医古籍现状，确定国内失传的中医药古籍共有220种，复制出版海外所藏中医药古籍133种。2010年，国家财政部、国家中医药管理局设立"中医药古籍保护与利用能力建设项目"，资助整理400余种中医药古籍，并着眼于加强中医药古籍保护和研究机构建设，培养中医古籍整理研究的后备人才，全面提高中医药古籍保护与利用能力。

在此，国家中医药管理局成立了中医药古籍保护和利用专家组和项目办公室，专家组负责项目指导、咨询、质量把关，项目办公室负责实施过程的统筹协调。专家组成员对古籍整理研究具有丰富的经验，有的专家从事古籍整理研究长达70余年，深知中医药古籍整理研究的重要性、艰巨性与复杂性，履行职责认真务实。专家组从书目确定、版本选择、点校、注释等各方面，为项目实施提供了强有力的专业指导。老一辈专家的学术水平和智慧，是项目成功的重要保证。项目承担单位山东中医药大学、南京中医药大学、上海中医药大学、福建中医药大学、浙江省中医药研究院、陕西省中医药研究院、河南省中医药研究院、辽宁中医药大学、成都中医药大学及所在省市中医药管理部门精心组织，充分发挥区域间互补协作的优势，并得到承担项目出版工作的中国中医药出版社大力配合，全面推进中医药古籍保护与利用网络体系的构建和人才队伍建设，使一批有志于中医学术传承与古籍整理工作的人才凝聚在一起，研究队伍日益壮大，研究水平不断提高。

本着"抢救、保护、发掘、利用"的理念，该项目重点选择近60年未曾出版的重要古医籍，综合考虑所选古籍的保护价值、学术价值和实用价值。400余种中医药古籍涵盖了医经、基础理论、诊法、伤寒金匮、温病、本草、方书、内科、外科、女科、儿科、伤科、眼科、咽喉口齿、针灸推拿、养生、医案医话医论、医史、临证综合等门类，跨越唐、宋、金元、明以迄清末。全部古籍均按照项目办公室组织完成的行业标准《中医古籍整理规范》及《中医药古籍整理细则》进行整理校注，绝大多数中医药古籍是第一次校注出版，一批孤本、稿本、抄本更是首次整理面世。对一些重要学术问题的研究成果，则集中收录于各书的"校注说明"或"校注后记"中。

"既出书又出人"是本项目追求的目标。近年来，中医药古籍整理工作形势严峻，老一辈逐渐退出，新一代普遍存在整理研究古籍的经验不足、专业思想不坚定等问题，使中医古籍整理面临人才流失严重、青黄不接的局面。通过本项目实施，搭建平台，完善机制，培养队伍，提升能力，经过近5年的建设，锻炼了一批优秀人才，老中青三代齐聚一堂，有效地稳定了研究队伍，为中医药古籍整理工作的开展和中医文化与学术的传承提供必备的知识和人才储备。

本项目的实施与《中国古医籍整理丛书》的出版，对于加强中医药古籍文献研究队伍建设、建立古籍研究平台，提高古籍整理水平均具有积极的推动作用，对弘扬我国优秀传统文化，推进中医药继承创新，进一步发挥中医药服务民众的养生保健与防病治病作用将产生深远影响。

第九届、第十届全国人大常委会副委员长许嘉璐先生，国家卫生计生委副主任、国家中医药管理局局长、中华中医药学会会长王国强先生，我国著名医史文献专家、中国中医科学院马继兴先生在百忙之中为丛书作序，我们深表敬意和感谢。

由于参与校注整理工作的人员较多，水平不一，诸多方面尚未臻完善，希望专家、读者不吝赐教。

国家中医药管理局中医药古籍保护与利用能力建设项目办公室
二〇一四年十二月

许 序

　　"中医"之名立，迄今不逾百年，所以冠以"中"字者，以别于"洋"与"西"也。慎思之，明辨之，斯名之出，无奈耳，或亦时人不甘泯没而特标其犹在之举也。

　　前此，祖传医术（今世方称为"学"）绵延数千载，救民无数；华夏屡遭时疫，皆仰之以度困厄。中华民族之未如印第安遭染殖民者所携疾病而族灭者，中医之功也。

　　医兴则国兴，国强则医强。百年运衰，岂但国土肢解，五千年文明亦不得全，非遭泯灭，即蒙冤扭曲。西方医学以其捷便速效，始则为传教之利器，继则以"科学"之冕畅行于中华。中医虽为内外所夹击，斥之为蒙昧，为伪医，然四亿同胞衣食不保，得获西医之益者甚寡，中医犹为人民之所赖。虽然，中国医学日益陵替，乃不可免，势使之然也。呜呼！覆巢之下安有完卵？

　　嗣后，国家新生，中医旋即得以重振，与西医并举，探寻结合之路。今也，中华诸多文化，自民俗、礼仪、工艺、戏曲、历史、文学，以至伦理、信仰，皆渐复起，中国医学之兴乃属必然。

迄今中医犹为国家医疗系统之辅，城市尤甚。何哉？盖一则西医赖声、光、电技术而于20世纪发展极速，中医则难见其进。二则国人惊羡西医之"立竿见影"，遂以为其事事胜于中医。然西医已自觉将入绝境：其若干医法正负效应相若，甚或负远逾于正；研究医理者，渐知人乃一整体，心、身非如中世纪所认定为二对立物，且人体亦非宇宙之中心，仅为其一小单位，与宇宙万象万物息息相关。认识至此，其已向中国医学之理念"靠拢"矣，虽彼未必知中国医学何如也。唯其不知中国医理何如，纯由其实践而有所悟，益以证中国之认识人体不为伪，亦不为玄虚。然国人知此趋向者，几人？

国医欲再现宋明清高峰，成国中主流医学，则一须继承，一须创新。继承则必深研原典，激清汰浊，复吸纳西医及我藏、蒙、维、回、苗、彝诸民族医术之精华；创新之道，在于今之科技，既用其器，亦参照其道，反思己之医理，审问之，笃行之，深化之，普及之，于普及中认知人体及环境古今之异，以建成当代国医理论。欲达于斯境，或需百年欤？予恐西医既已醒悟，若加力吸收中医精粹，促中医西医深度结合，形成21世纪之新医学，届时"制高点"将在何方？国人于此转折之机，能不忧虑而奋力乎？

予所谓深研之原典，非指一二习见之书、千古权威之作；就医界整体言之，所传所承自应为医籍之全部。盖后世名医所著，乃其秉诸前人所述，总结终生行医用药经验所得，自当已成今世、后世之要籍。

盛世修典，信然。盖典籍得修，方可言传言承。虽前此50余载已启医籍整理、出版之役，惜旋即中辍。阅20载再兴整理、出版之潮，世所罕见之要籍千余部陆续问世，洋洋大观。

今复有"中医药古籍保护与利用能力建设"之工程，集九省市专家，历经五载，董理出版自唐迄清医籍，都400余种，凡中医之基础医理、伤寒、温病及各科诊治、医案医话、推拿本草，俱涵盖之。

噫！璐既知此，能不胜其悦乎？汇集刻印医籍，自古有之，然孰与今世之盛且精也！自今而后，中国医家及患者，得览斯典，当于前人益敬而畏之矣。中华民族之屡经灾难而益蕃，乃至未来之永续，端赖之也，自今以往岂可不后出转精乎？典籍既蜂出矣，余则有望于来者。

谨序。

第九届、十届全国人大常委会副委员长

许嘉璐

二〇一四年冬

王 序

中医学是中华民族在长期生产生活实践中，在与疾病作斗争中逐步形成并不断丰富发展的医学科学，是中国古代科学的瑰宝，为中华民族的繁衍昌盛作出了巨大贡献，对世界文明进步产生了积极影响。时至今日，中医学作为我国医学的特色和重要医药卫生资源，与西医学相互补充、相互促进、协调发展，共同担负着维护和促进人民健康的任务，已成为我国医药卫生事业的重要特征和显著优势。

中医药古籍在存世的中华古籍中占有相当重要的比重，不仅是中医学术传承数千年最为重要的知识载体，也是中医为中华民族繁衍昌盛发挥重要作用的历史见证。中医药典籍不仅承载着中医的学术经验，而且蕴含着中华民族优秀的思想文化，凝聚着中华民族的聪明智慧，是祖先留给我们的宝贵物质财富和精神财富。加强对中医药古籍的保护与利用，既是中医学发展的需要，也是传承中华文化的迫切要求，更是历史赋予我们的责任。

2010 年，国家中医药管理局启动了中医药古籍保护与利用能力建设项目。这既是传承中医药的重要工程，也是弘扬优秀民族文化的重要举措，不仅能够全面推进中医药的有效继承和创新发展，为维护人民健康作出贡献，也能够彰显中华民族的璀璨文化，为实现中华民族伟大复兴的中国梦作出贡献。

相信这项工作一定能造福当今，嘉惠后世，福泽绵长。

国家卫生和计划生育委员会副主任

国家中医药管理局局长

中华中医药学会会长

王国强

二〇一四年十二月

马 序

新中国成立以来，党和国家高度重视中医药事业发展，重视古籍的保护、整理和研究工作。自 1958 年始，国务院先后成立了三届古籍整理出版规划小组，分别由齐燕铭、李一氓、匡亚明担任组长，主持制定了《整理和出版古籍十年规划（1962—1972）》《古籍整理出版规划（1982—1990）》《中国古籍整理出版十年规划和"八五"计划（1991—2000）》等，而第三次规划中医药古籍整理即纳入其中。1982 年 9 月，卫生部下发《1982—1990 年中医古籍整理出版规划》，1983 年 1 月，中医古籍整理出版办公室正式成立，保证了中医古籍整理出版规划的实施。2002 年 2 月，《国家古籍整理出版"十五"（2001—2005）重点规划》经新闻出版署和全国古籍整理出版规划领导小组批准，颁布实施。其后，又陆续制定了国家古籍整理出版"十一五"和"十二五"重点规划。国家财政多次立项支持中国中医科学院开展针对性中医药古籍抢救保护工作，文化部在中国中医科学院图书馆专门设立全国唯一的行业古籍保护中心，国家先后投入中医药古籍保护专项经费超过 3000 万元，影印抢救濒危珍、善、孤本中医古籍1640余种，开展了海外中医古籍目录调研和孤本回归工作。2010年，国家财政部、国家中医药管理局安排国家公共卫生专项资金，设立了"中医药古籍保护与利用能力建设项目"，这是继1982～1986年第一批、第二批重要中医药古籍整理之后的又一次大规模古籍整理工程，重点整理新中国成立后未曾出版的重要古籍，目标是形成并普及规范的通行本、传世本。

为保证项目的顺利实施，项目组特别成立了专家组，承担咨询和技术指导，以及古籍出版之前的审定工作。专家组中的许多成员虽逾古稀之年，但老骥伏枥，孜孜不倦，不仅对项目进行宏观指导和质量把关，更重要的是通过古籍整理，以老带新，言传身教，培养一批中医药古籍整理研究的后备人才，促进了中医药古籍保护和研究机构建设，全面提升了我国中医药古籍保护与利用能力。

作为项目组顾问之一，我深感中医药古籍保护、抢救与整理工作的重要性和紧迫性，也深知传承中医药古籍整理经验任重而道远。令人欣慰的是，在项目实施过程中，我看到了老中青三代的紧密衔接，看到了大家的坚持和努力，看到了年轻一代的成长。相信中医药古籍整理工作的将来会越来越好，中医药学的发展会越来越好。

欣喜之余，以是为序。

中国中医科学院研究员

马继兴

二〇一四年十二月

校注说明

本书名《崔真人脉诀》，作者崔嘉彦，字希范，号紫虚真人，旴江名医之一。《崔真人脉诀》单行本较少，其主要内容均见于其他医书之中，如《中国医学大成续集》收载《东垣十书》本，《古今医统正脉全书》本等。《东垣十书》将其名为《脉诀》，与六朝人高阳生所撰《脉诀》名同实异，曹炳章先生《中国医学大成续集》将其名为《崔真人脉决》，故从之。

本次整理以王肯堂《订正古今医统正脉全书》收载的明万历二十九年辛丑（1601）步月楼梓行映旭斋藏板《东垣十书·脉诀》为底本，该版本内容完整，且经王肯堂订正，质量较高。本书在牌记中题有"金坛王宇泰先生订正""映旭斋藏板步月楼梓行"，在序言首页中分别钤盖有"唐戌之家宝藏"和"瑞郡王藏"阴文印，"李任""李方子""中央卫生研究院图书馆藏""湖南省文物管理委员会考藏"阳文印；在序言结尾"金坛王肯堂题"后钤盖有"王宇泰"阳文印以及"太史氏"阴文印。结合牌记与印章，该书为《古今医统正脉全书》初刻本。

本次整理同时选取明周曰校刊本尊古堂藏板《东垣十书·脉诀》（简称"尊古堂本"）为主校本，选取《中国医学大成》收载的明万历二十九年步月楼刊《东垣十书》

本（简称"大成本"）为参校本。

本次校注整理方法，具体说明如下：

1. 原著为四言歌诀，采用现代标点方法，对原书进行重新标点。

2. 凡原书中的繁体字，均径改为规范简化字。

3. 采用"四校合参"法，属底本错误者，有本校或他校资料可据者，则据本校或他校资料改，并出校注。无本校或他校资料可据者，采用存疑的方式，出校记说明。

4. 凡属难字、僻字或词义费解者，酌情加以注释；文中引用的书名、人名，除序、跋部分选择性地有所注明外，一般不予注释。

5. 凡原书中的异体字、古字，均径改为规范简化字，不出校注。

目　录

崔真人脉诀

人身之脉，本乎荣卫；

荣者阴血，卫者阳气。

荣行脉中，卫行脉外。

脉不自行，随气而至；

气动脉应，阴阳之义。

气如橐钥^①，血如波澜；

血脉气息，上下循环。

十二经中，皆有动脉；

手太阴经，可得而息。

此经属肺，上系吭嗌^②；

脉之大会，息之出入。

初持脉时，令仰其掌；

掌后高骨，是谓关上。

关前为阳，关后为阴；

阳寸阴尺，先后推寻。

寸关与尺，两手各有；

揣得高骨，上下左右。

男女脉同，惟尺则异；

---

① 橐钥（tuóyuè）：古代鼓风吹火用的器具，此喻肺主气，司呼吸，调节气机的功能。

② 吭嗌（hángyì）：咽喉。

阳弱阴盛，反此病至。

调停自气，呼吸定息；

四至五至，平和之脉。

三至名迟，迟则为冷；

六至为数，数即热证。

转迟转冷，转数转热；

在人消息，在人差别。

迟数既得，即辨浮沉；

浮表沉里，深浅酌斟。

浮数表热，沉数里热；

浮迟表虚，沉迟①冷结。

察其六部，的在何处；

一部两经，一脏一腑。

左寸属心，合于小肠；

关为肝胆，尺肾膀胱。

右寸主肺，大肠同条；

关则脾胃，尺命三焦。

不特脏腑，身亦主之；

上下中央，三部分齐。

寸候胸上，关候膈下；

尺候于脐，直至跟踝。

---

① 迟：原作"浮"，据尊古堂本改。

左脉候左，右脉候右；

病随所在，不病者否。

浮沉迟数，有内外因；

外因于天，内缘于人。

天则阴阳，风雨晦明；

人喜怒忧，思悲恐惊。

外因之浮，则为表证；

沉里迟寒，数则热盛。

内因浮脉，虚风所为；

沉气迟冷，数燥何疑。

表里寒热，风气冷燥；

辨内外因，脉证参考。

浮沉之脉，亦有当然；

浮为心肺，沉属肾肝。

脾者中州，浮沉之间；

肺重三菽，皮毛相得。

六菽为心，得之血脉；

脾九菽重，得于肌肉。

肝与筋平，重十二菽；

惟有肾脉，独沉之极；

按之至骨，举指来疾。

脉理浩繁，总括于四；

六难七难，专衍其义。

析而言之，七表八里；

又有九道，其名乃备。

浮而无力，是名芤脉；

有力为洪，形状可识。

沉而有力，其脉为实；

无力微弱，伏则沉极。

脉迟有力，滑而流利；

无力缓涩，漫同一例。

数而有力，脉名为紧；

小紧为弦，疑似宜审。

合则为四，离为七八；

天机之秘，神授之诀。

举之有余，按之不足；

泛泛浮浮，如水漂木。

芤脉何似，绝类慈葱；

指下成窟，有边无中。

滑脉如珠，往来转旋；

举按皆盛，实脉则然。

弦如张弦，紧如细线；

洪较之浮，大而力健。

隐隐约约，微渺①难寻；

---

① 渺：原作"脉"，据尊古堂本改。

举无按有，便指为沉。

似迟不迟，是谓之缓；

如雨沾沙，涩难而短。

迟则极缓，伏按至骨；

濡则软软，弱则忽忽。

既知七表，又知八里；

九道之形，不可不记。

诸家九道，互有去取；

不可相无，可以相有。

过于本位，相引曰长；

短则不及，来去乖张。

形大力薄，其虚可知；

促结俱止，促数结迟。

代止不然，止难回之；

三脉皆止，当审毫厘。

牢比弦紧，转坚转劲；

动则动摇，厥厥不定。

细如一线，小而有力；

弦大虚芤，脉曰改革。

涣漫不收，其脉为散；

急疾曰数，脉最易见。

即脉求病，病无不明；

病参之脉，可决死生。

然有应病，有不相应；
此最宜详，不可执定。
人安脉病，是曰行尸；
人病脉和，可保无危。
中风浮脉，滑兼痰气；
其或沉滑，勿以风治。
或浮或沉，而微而虚；
扶危降痰，风未可疏。
寒中太阳，浮紧而涩；
及传而变，名状难悉。
阳明则长，少阳则弦；
太阴入里，迟浮必兼。
及入少阴，其脉遂紧；
厥阴热深，脉伏厥冷。
在阳当汗，次利小便；
表解里病，其脉实坚。
此其大略，治法之正；
至于大法，自有仲景。
伤寒有五，脉非一端；
阴阳俱盛，紧涩者寒。
阳浮而滑，阴濡而弱；
此名中风，勿用寒药。
阳濡而弱，阴小而急；

此非风寒，乃湿温病。

阴阳俱盛，病热之极；

浮之而滑，沉之散涩。

惟有温病，脉散诸经；

各随所在，不可指名。

暑伤于气，所以脉虚；

弦细芤迟，体状无余。

或涩或细，或濡或缓；

是皆中湿，可得而断。

疟脉自弦，弦迟多寒；

弦数多热，随时变迁。

风寒湿气，合而为痹；

浮涩而紧，三脉乃备。

脚气之脉，其状有四：

浮弦为风，濡弱湿气；

迟涩因寒，洪数热郁。

风汗湿温，热下寒熨。

腰痛之脉，皆沉而弦；

兼浮者风，兼紧者寒；

濡细则湿，实者闪肭①；

---

① 闪肭：扭伤筋络或肌肉。肭，当作衄（nǜ 衄），扭伤，折伤。《康熙字典》："衄，《说文》作衄，非。当从肉。《谢庄·月赋》衄朒警阙。《李善注》引《说文》，亦作衄。"

指下既明，治斯不忒。

尺脉虚弱，缓涩而紧；

病为足痛，或是痿病。

涩则无血，厥寒为甚；

尺微无阴，下痢逆冷。

热厥脉伏，时或而数；

便秘必难，治不可错。

疝脉弦急，积聚在里；

牢急者生，弱急者死。

沉迟浮涩，疝瘕寒痛；

痛甚则伏，或细或动。

风寒暑湿，气郁生涎；

下虚上实，皆晕而眩。

风浮寒紧，湿细暑虚；

涎弦而滑，虚脉则无。

治眩晕法，尤当审谛；

先理痰气，次随证治。

滑数为呕，代者霍乱；

微滑者生，涩数凶断。

偏弦为饮，或沉弦滑；

或结或伏，痰饮中节。

咳嗽所因，浮风紧寒；

数热细湿，房劳涩难。

右关濡者，饮食伤脾；
左关弦短，疲极肝衰。
浮短肺伤，法当咳嗽；
五脏之嗽，各视本部。
浮紧虚寒，沉数实热；
洪滑多痰，弦涩少血。
形盛脉细，不足以息；
沉少伏匿，皆是死脉。
惟有浮大，而嗽者生；
外证内脉，参考秤停。
下手脉沉，便知是气；
沉极则伏，涩弱难治。
其或沉滑，气兼痰饮；
沉弦细动，皆气痛证。
心痛在寸，腹痛在关；
下部在尺，脉像显然。
心中惊悸，脉必代结；
饮食之悸，沉伏动滑。
癫痫之脉，浮洪大长；
滑大坚疾，痰蓄心狂。
乍大乍小，乍长乍短；
此皆邪脉，神志昏乱。
汗脉浮虚，或涩或濡；

软散洪大，渴饮无余。

遗精白浊，当验于尺；

结芤动紧，二证之的。

鼻头色黄，小便必难；

脉浮弦涩，为不小①便。

便血则芤，数则赤黄；

实脉癃闭，热在膀胱。

诸证失血，皆见芤脉；

随其上下，以验所出。

大凡失血，脉贵沉细；

设见浮大，后必难治。

水肿之证，有阴有阳；

察脉观色，问证须详。

阴脉沉迟，其色青白；

不渴而泻，小便清涩。

脉或沉数，色赤而黄；

燥屎赤溺，兼渴为阳。

胀满脉弦，脾制于肝；

洪数热胀，迟弱阴寒。

浮为虚满，紧则中实；

浮则可治，虚则危急。

---

① 小：原作"名"，据尊古堂本改。

胸痞脉滑，为有痰结；
弦伏亦痞，涩则气劣。
肝积肥气，弦细青色；
心为伏梁，沉芤色赤。
脾积痞气，浮大而长；
其色脾土，中央之黄。
肺积息贲，浮毛色白；
奔豚属肾，沉急面黑。
五脏为积，六腑为聚；
积在本位，聚无定处。
驶紧浮牢，小而沉实；
或结或伏，为聚为积。
实强者生，沉小者死；
生死之别，病同脉异。
气口紧盛，为伤于食；
食不消化，浮滑而疾。
滑而不匀，必是吐泻；
霍乱之候，脉代勿讶。
夏日泄泻，脉应暑湿；
洪而数溲，脉必虚极。
治暑湿泻，分其小便；
虚脱固肠，罔或不痊。
无积不痢，脉宜滑大；

浮弦急死，沉细无害。

五疸实热，脉必洪数；

如或微涩，证其虚弱。

骨蒸劳热，脉数而虚；

热而涩小，必殒其躯。

加汗加咳，非药可除。

头痛阳弦，浮风紧寒；

风热洪数，湿细而坚。

气虚头痛，虽弦必涩；

痰厥则滑，肾厥坚实。

痈疽浮数，恶寒发热；

若有痛处，痈疽所发。

脉数发热，而疼者阳；

不数不热，不疼阴疮。

发痈之脉，弦洪相搏；

细沉而直①，肺肝俱数。

寸数而实，肺痈已成；

寸数虚涩，肺痿之形。

肺痈色白，脉宜短涩；

死者浮大，不白而赤。

肠痈难知，滑数可推；

---

① 直：原作"滑"，据尊古堂本改。

数而不热，肠痈何疑。
迟紧未脓，下以平之；
洪数脓成，不下为宜。
阴搏于下，阳别于上；
血气和调，有子之象。
手之少阴，其脉动甚；
尺按不绝，此为有孕。
少阴属心，心主血脉；
肾为胞门，脉应于尺。
或寸脉微，关滑尺数；
往来流利，如雀之啄。
或诊三部，浮沉一止；
或平而虚，当问月水。
男女之别，以左右取；
左疾为男，右疾为女。
沉实在左，浮大在右；
右女左男，可以预剖。
离经六至，沉细而滑；
阵痛连腰，胎既时脱。
血瘕弦急，而大者生；
虚小弱者，即是死形。
半产漏下，革脉主之；
弱即血耗，立见倾危。

诊小儿脉，浮沉为先；

浮表沉里，便知其源。

大小滑涩，虚实迟驶；

各依脉形，以审证治。

大凡妇人，及夫婴稚；

病同丈夫，脉即同例。

惟有妇人，胎产血气；

小儿惊疳，变蒸等类；

各有方法，与丈夫异。

要知妇孺，贵识证形；

问始之详，脉难尽凭。

望闻问切，神圣工巧；

愚者昧昧，明者了了；

病脉诊法，大略如斯。

若乃持脉，犹所当知：

谓如春弦，夏名钩脉；

秋则为毛，冬则为石。

实强太①过，病见于外；

虚微不及，病决在内。

四脉各异，四时各论；

皆以胃气，而为之本。

---

① 太：原作"大"，据尊古堂本改。

胃气者何？脉之中和；

过与不及，皆是偏颇。

春主肝木，夏主心火；

脾土乘旺，则在长夏；

秋主肺金，冬主肾水。

五脏脉象，与五运配；

肝脉弦长，厌厌耳耳；

指下寻之，如循榆叶；

益坚而滑，如寻长竿；

是谓太过，受病于肝。

急如张弦，又如循刃；

如按琴瑟，肝死之应。

浮大如散，心和且安；

累累如环，如寻琅玕；

病则益数，如鸡举足；

死操带钩，后踞前曲；

浮涩而短，蔼蔼如盖；

此肺之平，按之益大。

病如循羽，不下不上；

死则消索，吹毛扬扬。

沉濡而滑，肾平则若；

上大下锐，滑如雀啄。

肾之病脉，啄啄连属；

连属之中，然而微曲；

来如解索，去如弹石；

已死之肾，在人审识。

脾者中州，平和不见；

然亦可察，中大而缓①。

来如雀啄，如滴漏水；

脾脏之衰，脉乃见此。

人有肥瘦，修长侏儒；

肥沉瘦浮，短促长疏。

各分诊法，不可一途。

难尽者意，难穷者理。

得之于心，应之于指。

勉励小子，日诵琅琅；

造道之玄，筌蹄②可忘？

---

① 中大而缓：原作"中缓而短"，据尊古堂本改。

② 筌蹄：筌，捕鱼竹器；蹄，捕兔网。"筌蹄"喻指达到目的的手段或工具。

校注后记

　　《崔真人脉诀》又名《崔嘉言脉诀》《崔氏脉诀》《紫虚脉诀》，《东垣十书》将其名为《脉诀》，与六朝人高阳生所撰《脉诀》名同实异，曹炳章先生所著《中国医学大成续集》将其名为《崔真人脉决》，故从之。该书简述了脉象的生理、产生脉搏的原理、正常脉象切脉方法、脏腑定位以及常见病脉等有关内容。该书以四言歌诀的形式阐述脉理，内容简明精要，使初学者易于习诵，对后世脉学有相当影响。

1. 作者生平

　　崔嘉彦（1111—1191），字希范，号紫虚、紫虚道人，被称为"崔真人"，南宋时江西省南康（宋时南康府，辖境包括星子、永修、都昌等地，治所在今星子县）人，盱江名医之一。南宋淳熙（1174—1189）年间，朱熹担任"知南康军"，崔嘉彦在不远的西原山建立道观。朱熹与崔嘉彦时常来往，常向崔叩问养生济世之术，对他的医术高度评价。崔嘉彦的行医事迹除了朱熹之外，少见于其他人的著作，所以对其生平未有太多资料记载，也没有其更多的妙手回春的具体医案。

　　崔氏通晓医术，尤精研脉学，著有《崔真人脉诀》（亦称《崔氏脉诀》《紫虚脉诀》）。但据张同君考证，本书并非崔氏所作，乃崔氏三传弟子张道中所著《西原脉诀》的四言歌括部分。另外，崔氏还对唐末五代时道士杜光庭的脉学著作《玉函经》作了注释。

2. 学术成就

脉学发展到了宋代，高阳生《脉诀》仍占主导地位。虽然《脉诀》受到某些指责，但仍是众多医家应用、研究的内容。因此，在宋金元时期仍有不少医家注释《脉诀》，在这种情形下，崔嘉彦创立了四脉为纲的脉学体系。

本书以《难经》的浮、沉、迟、数四脉为宗，风、气、冷、热四气主病，提纲挈领，以简驭繁，简明扼要，以四言韵语形式写成，共 682 句，每句 4 字，共 2728 字。对脉的生理，脉与阴阳、气血、营卫的关系，诊脉的部位，诊脉的方法，六部配脏腑，上中下配三焦，七表脉，八里脉，九道脉，中风脉，伤寒脉，暑湿脉，温病脉，各种杂病脉，六经病脉，妇人脉，小儿脉，四时脉，五脏脉，肥瘦长短人的脉等，都作了详细的论述。书中提到的脉象有：浮、芤、滑、实、弦、紧、洪、沉、微、缓、涩、迟、伏、濡、弱、长、短、虚、促、结、细、革、散、数等 27 种，其中对革、牢二脉的脉象描述以此为最早。由于该书言简意赅，通俗易懂，为学习和研究脉学的重要参考书，因而备受历代医家重视。崔嘉彦四脉为纲学说虽然还显得比较单薄，但却是一个全新的尝试。它着眼于凭脉辨证，审证求因，有效地在辨脉和辨证两方面发挥着指导作用。这一学说丰富了脉学理论，为诊断疾病提供了许多新方法，既便于辨析脉形，又能以简驭繁，把握临床千变万化的见症。故这一学说对后人影响很大，从之者甚多，并最终形成了以崔嘉彦为开山的西原脉学。

崔氏善于将寸关尺三部脉与上中下三焦及脏腑、肢体病证相联系，并扼要地予以辨证归纳。《中国医籍考》引崔嘉彦曰："夫脉者，天真要和之气也。晋王叔和以浮、芤、滑、实、弦、紧、洪为七表，微、沉、缓、涩、迟、伏、濡、弱为八里，以定人之阴阳，以决人之死生。然文理甚繁，后学未能解。大抵持脉之道，非言可传，非图可状，其枢要，但以浮、沉、迟、数为宗，风、气、冷、热主病。且如浮而有力者为风，浮而无力者为虚；沉而有力者为积，沉而无力者为气；迟而有力者为痛，迟而无力者为冷；数而有力者为热，数而无力者为疮。更看三部，在何部得之。且如寸部属上焦头面胸膈之疾，关部属中焦腹肚肠胃之疾，尺部属下焦小腹腰足之疾。更看五藏，何藏得之。六府亦然。学者当以意会而精别之，庶庶无按寸推尺之诮。"《崔真人脉诀》全书内容简明精要，便于记诵，为古代脉学门径中影响较大的一书。对于寸口处桡动脉的异常走行，《崔真人脉诀》早已有了明确的认识："平人无脉，移于外络"（《崔真人脉诀》）。

3. 《崔真人脉诀》评析

《崔真人脉诀》，尽管"宋元以来诸家旧目不著录"

（《四库全书总目卷》），但对作者崔嘉彦还是存有疑问。《四库全书总目》引据《辍耕录》，认为其为南宋崔嘉彦所撰。清代目录学家周中孚《郑堂读书记》就同意这种说法，甚至还为该书不在宋元史志中寻找理由："（此书）其来已久，宋人偶尔失载，倪氏又失于补入"，坚信崔嘉彦著有此书。日本丹波元胤则认为："《东垣十书》《医统正脉》中所收（此书），其歌括耳。若全书，世从不知之。"对《崔真人脉诀》的看法尽管三家不相同，但深信《崔真人脉诀》为崔嘉彦所著是他们的一个共同的观点。然而也有医家经过考证元代张进中《玄白子西原正派脉诀》（简称《西原脉诀》），认为《崔真人脉诀》是托名的著作，该书实际是《西原脉诀》中的四言歌括部分。本书共有四言歌括682句，比《西原脉诀》少4句。在内容上，它和《西原脉诀》完全相同，文句前后次序也是一致的，二书应该是一本书。《崔真人脉诀》这一著作名称，没有记录在宋元史志中。这本书到明代才有，并且没有序跋，除书名外，该书没有任何依据证明是崔嘉彦所撰写的。而《西原脉诀》不仅有序文和题识，年代也很明确，其正文与序文内容也前后对应，浑然一体，并不是伪作。更重要的是仅晚于《西原脉诀》数十年的元陶宗仪的《辍耕录》引用了《西原脉诀》的名称和内容。

由于时代的局限，《崔氏脉诀》还不可避免地存在一些旧的甚至是唯心主义的东西，如崔嘉彦把脉学宣扬为

"天机之秘，神授之诀"，未免过于玄虚。因此我们在学习中，应该认真地汲其精华，扬弃其纰缪之处，只有这样才能使之为发展祖国医学脉学做出更大的贡献。

此书流传很广，并具有很大的影响力，时至今日还有重要的临床指导意义，对脉学的发展起到承前启后的作用。该书最早被收入明初《东垣十书》，后明《古今医统正脉全书》《寿养丛书》等均予编入。然而大多数医家仍将崔嘉彦作为《四言脉诀》的首创者，倍加推崇。元代滑寿在此书的基础上撰《诊家枢要》；明代李言闻曾将《四言脉诀》予以改编补订，改称为《四言举要》；后李时珍又将这一部分内容辑入《濒湖脉学》一书中，附刊于《本草纲目》之后因而得以广泛流传，对明清脉学也产生了很大的影响。《医灯续焰》（明代王绍隆撰，潘楫增注）是一部以《崔真人脉诀》内容为基础，加以引申发挥的著作，内容较为详备。明代李中梓的《新著四言脉诀》，也是根据《崔真人脉诀》删修改编者。清代李延昰又取崔、李二氏的内容加以损益，编入《脉诀汇辨》中，可见其影响之深远。本书不但是中医脉学理论的经典之作，而且对中医的学习、研究以及临床具有重要的指导意义，对后世诊断学发展也有一定的影响。

4. 版本调查情况

通过现有目录学著作和网络资源检索得知，《崔真人脉诀》单行本较少，现有藏于中国中医科学院图书馆的明嘉靖三十七年戊午（1558）汝南周子抄本（卷末题脉法捷要）、日本东京大学综合图书馆藏写本等，但均未得见。其主要内容均见于其他医书之中，如《东垣十书》本、《古今医统正脉全书》本以及《中国医学大成续集》收载的《东垣十书》本等。目前能见到的较早版本有明周曰校刊本尊古堂藏板（1583）和明万历二十九年辛丑（1601）步月楼刻本映旭斋藏板，但尊古堂藏板有缺页，故本次校勘以步月楼刻本映旭斋藏板为底本。

（1）收载《崔真人脉诀》的《东垣十书》版本有：

明周曰校刊本尊古堂藏板；

明嘉靖间梅南书屋刊本；

明嘉靖八年己丑（1529）重刊本；

明万历二十九年辛丑（1601）步月楼刻本映旭斋藏板；

日本万治一年戊戌（1658）武村市兵卫翻刻书林杨懋卿梓本；

明万历间书林周庭槐刻本；

清萃华堂刻本；

清石印本；

清敦化堂刻本；

清文奎堂刻本；

清吴门德馨堂刻本；

清蕴古堂刻本；

清光绪七年辛巳（1881）羊城云林阁陈璞辑校刻本；

清光绪三十四年戊申（1908）成都肇经堂刻本；

1929 年上海受古书店石印本。

（2）收载《崔真人脉诀》的《古今医统正脉全书》版本有：

明万历二十九年辛丑（1601）步月楼刻本映旭斋藏板；

清初映旭斋重修本；

清初江阴朱文震校刻本；

清光绪十八年壬辰（1892）浙江书局刻本；

清光绪二十年丁未（1894）维新书局刻本；

清光绪三十三年丁未（1907）京师医局刻本（1923年补刻）；

1923 年北京中医学社补刻本；

1985 年中国书店据 1923 年北京中医学社补刻本影印本。

（3）清抄本《脉书八种》收载《紫虚崔真人脉诀秘》。

总 书 目

诊　　法

针灸推拿

本　草

方　书